ALICE HILDEBRANDT,
MELANIE JULIA WIEMANN,
KATRIN MACHA,
NADIN KLÜBER (MITARBEIT),
FRAUKE HILDEBRANDT (PROJEKTLEITUNG)

PARTIZIPATION IM KITA-ALLTAG

Impulse aus der Praxis

WAMIKI

Bitte richten Sie Ihre Wünsche, Kritiken und Fragen an:
wamiki
Telefon: + 49(0)30 48 09 65 36
E-Mail: redaktion@wamiki.de

ISBN 978-3-96791-016-2

Was mit Kindern GmbH – Der pädagogische Fachverlag, Berlin
www.wamiki.de

Lektorat: Erika Berthold
Titelbild und Gestaltung: Erik Neumann — studio luxabor
Redaktion: Eva Grüber
Druck und Herstellung: Umweltdruck Berlin

Weitere Informationen und Nachbestellungen unter: www.wamiki.de

LAND
BRANDENBURG
Ministerium für Bildung,
Jugend und Sport

Gefördert durch das Ministerium für Bildung, Jugend und Sport des Landes Brandenburg

INHALT

EINFÜHRUNG

Wir Erwachsene können in unserem Leben viel entscheiden. Besonders in alltäglichen Situationen, zum Beispiel wann wir schlafen gehen, was und wie wir essen, wie oder wo wir unsere Freizeit verbringen und wen wir treffen. Das ist ganz normal für uns.

Vergleichen wir das mit dem Alltag der Kinder, dann wird klar: Es ist ein Privileg, das nicht alle Menschen haben. Kindern wird das Recht der Beteiligung und Selbstbestimmung oft abgesprochen. Insbesondere alltägliche Entscheidungen traut man Kindern nicht zu, weil Erwachsene es vermeintlich besser wüssten.[1]

Allerdings enthalten die rechtlichen Grundlagen und das aktuelle Bildungsverständnis klare Maßgaben für Kindorientierung und Partizipation. Entwicklungspsychologische Erkenntnisse untermauern das und belegen nicht nur, dass Kinder schon im frühesten Alter über sich selbst bestimmen wollen, sondern dass sie das auch können und damit Erfahrungen von Ganzheit, Vitalität und Freiwilligkeit machen.[2] Mit Blick auf die UN-Kinderrechtskonvention, insbesondere Artikel 12, und auf Paragraf 8 SGB VIII sind Kinder Rechtsträger. Sie haben das Recht, in allen Angelegenheiten mitzuentscheiden, die sie betreffen.

Erwachsene hingegen tragen Verantwortung: Sie müssen dafür sorgen, Kindern diese Mitsprache zu ermöglichen – egal, wie alt die Kinder sind. Denn: „Kinder lernen in einer partizipativen Umgebung mehr und entwickeln sich kognitiv, sozial, emotional und motivational besser."[3]

Zum einen können Kinder demokratierelevante Kompetenzen nur im alltäglichen Erfahren und Handeln entwickeln. Zum anderen hängt die Kompetenz von Kindern bezüglich ihrer Mitbestimmung und Verantwortungsübernahme vom Grad der Selbstbestimmung ab, den sie in ihrem Umfeld erleben.[4] Weil Toleranz und Demokratiebildung bei den Jüngsten in der Gesellschaft beginnen, hat die Kindertagesbetreuung neben der Familie besonderen Stellenwert. Denn auch hier geht es darum, mit Kindern das Zusammenleben in einer vielfältigen Gesellschaft zu gestalten.[5]

1 Der Fachbegriff für das Besserwissen aufgrund des Alters ist Adultismus.

2 Ryan/Deci, 2000; Ryan u. a., 2006
3 Hildebrandt/Wronski, 2022
4 Webb-Williams, 2006; Pajares/Schunk, 2001
5 16. Kinder und Jugendbericht, BMFSFJ, 2020

Für das Erleben von Beteiligung und Selbstbestimmung sind Alltagssituationen besonders relevant.[6] In solchen Situationen erleben Kinder, ob ihre Sicht auf ihre ureigenen Themen beachtet oder ob über ihre Köpfe hinweg entschieden wird. Meist gibt es routinierte Abläufe, Beteiligung und Selbstbestimmung stehen eher seltener im Fokus der konzeptionellen pädagogischen Planung. Deshalb wird ihnen wenig Zeit und Aufmerksamkeit geschenkt.

Auf der Fachtagung „Partizipation im Kita-Alltag" im Jugendbildungszentrum Blossin setzten sich die Teilnehmenden – pädagogische Fachkräfte, Leiter:innen, Praxisberater:innen, Wissenschaftler:innen und weitere Expert:innen – intensiv mit Schlüsselsituationen im Alltag auseinander. Dazu gehörten: Essen, Schlafen, Körperhygiene, Bilderbuchbetrachtung, Widerstand und Beschwerden. Die Beteiligten trugen Fachwissen, Erfahrungen, Praxisideen und -impulse zusammen. In diesem Heft finden Sie die Ergebnisse.

Wir würden uns freuen, wenn Sie sich mit Ihrer Kita in dem einen oder anderen Beispiel wiederfinden und Anregungen für die eigene Weiterentwicklung erhalten. Die Ideen, die wir im Folgenden präsentieren, sind Vorschläge. Bitte überlegen Sie, was zu Ihrer Kita, zu den Kindern in Ihrer Kita, zu den Familien und zu Ihrem Team passt. Vielleicht entwickeln Sie aufgrund der Impulse eigene Ideen und starten neue Prozesse? Wir hoffen, dass Sie uns davon berichten.

6 Hildebrandt et al., 2020

Quellen

Bundesministerium für Familie, Senioren, Frauen und Jugend (BMFSFJ) (2020). 16. Kinder- und Jugendbericht Förderung demokratischer Bildung im Kindes- und Jugendalter. Drucksache 19/24200). Verfügbar unter: https://www.bmfsfj.de/resource/blob/162232/27ac76c3f5ca-10b0e914700ee54060b2/16-kinder-und-jugendbericht-bundestagsdrucksache-data.pdf. Abruf: 2. 12. 2021

Hildebrandt, F., Walter-Laager, C., Flöter, M., Pergande, B. (2020): BiKA Beteiligung von Kindern im Kita-Alltag. Abschlussbericht zur Studie

Hildebrandt, F., Wronski, C. (2022): Das Recht auf Beteiligung im Krippenalltag. In: KiTa aktuell Recht 01/2022

Pajares, F., Schunk, D. (2001): Self beliefs and school success: Self efficacy, self concept, and school achievement. In: Riding, R., S. Rayner (Hrsg.): Perception, S. 239, 266

Webb Williams, J. (2006): Self efficacy in the primary classroom: An investigation into the relationship with performance. University of Warwick

ESSEN UND MAHLZEITEN

„Wir haben ein Kinderrestaurant eingeführt. Bei den Nest-Kindern gehen die Erzieher:innen mit. Bei den Großen gibt es eine Magnettafel. Sind die Magnete alle, dann sind die Tische besetzt. Die Kinder warten, bis die Magnete, die je nach Tisch farblich gekennzeichnet sind, wieder an der Tafel hängen und holen sich Geschirr und Besteck selbst. Da ist dann kurz Krach.

Am Anfang hatten wir noch sehr auf bestimmte Abläufe geachtet, zum Beispiel wann die Schlafkinder essen. Aber das wollten wir irgendwann nicht mehr. Wir haben einen Tischdienst, und das Essen steht auf dem Tisch. Ein Bain-Marie[7] hält es warm.

Die Kinder bringen die Sachen selbst weg und machen auch selbstständig sauber. Sie entscheiden, wann und mit wem sie essen wollen und wie lange. Wir sind da und begleiten, aber die Kinder entscheiden selbst."

7 Professionelles Warmhaltebecken

Essen ist ein zentrales Element in unserem alltäglichen Leben und somit auch ein wichtiger Baustein im Kita-Alltag. Dabei eignen sich die Kinder nicht nur fein- und grobmotorische Fähigkeiten an, sondern lernen die eigene und andere Essenskulturen besser kennen. Sie erleben, wie es ist, in einer Gemeinschaft zu essen, und wie sich verschiedene Mahlzeiten gestalten lassen.[8]

Im obigen Beispiel hatte sich das Kita-Team mit den Kindern für ein **Kinderrestaurant** entschieden. Ein Schwerpunkt der partizipativen Gestaltung war: Die Kinder entschließen sich selbst zum Essen und gestalten auch die Situation eigenständig. In anderen Kitas essen alle Kinder zur gleichen Zeit. Dort müssen die Teams andere Wege finden, den Kindern Entscheidungen und Selbstbestimmung zu ermöglichen.

In ihren Familien erleben Kinder eine eigene Essenskultur, die sie mit in die Kita bringen. Das fordert die Pädagog:innen heraus, diese familiären Essenskulturen mit der Kultur der Kita zu verknüpfen und die Kinder zu unterstützen. Für das Erkunden und die Gestaltung der **Essenskultur in der Kita und zu Hause** finden Sie am Ende des Kapitels Praxisimpulse und -ideen.

8 Gutknecht/Höhn, 2017

Die wiederkehrende Situation des Essens in der Kita schafft einen Raum, in dem Kinder täglich die Möglichkeit bekommen, sich als mitbestimmend wahrzunehmen und autonom zu agieren, was die Struktur und ihre eigene Ernährung betrifft.[9]

Die Qualität in der Essenssituation hängt stark von der kognitiv und sprachlich anregenden Interaktion der Fachkraft mit den Kindern ab. Als Erwachsene sind wir in einer machtvollen Position und müssen Möglichkeiten finden und schaffen, Kinder bei der Planung, Gestaltung und beim Essen auf Augenhöhe zu unterstützen. Unser Ziel muss es sein, ihnen – je nach Alter und Können – Methoden und Werkzeuge an die Hand zu geben, mit denen sie selbstbestimmt und eigenverantwortlich entscheiden können, was, wie, wann, mit wem und wie lange sie essen. Zusätzlich sollten wir sie anregen, herauszufinden, welche gesunden Speisen ihnen schmecken und welche eher nicht. Voraussetzung dafür sind unsere angemessene, partizipative Assistenz und die Vielfalt gesunder Speisen.[10]

Die Praxisideen, die unter **Lebensmittel** und **partizipative Gestaltung** zu finden sind, enthalten weitere Beispiele aus der Praxis, die Sie ausprobieren können.

9 Senatsverwaltung für Bildung, Jugend und Familie, 2019
10 Hildebrandt et al., 2020

Alle Fachkräfte sollten die Essenssituationen nicht als Belastung wahrnehmen, sondern eine positive, offene Haltung einnehmen, die die Zusammenarbeit von Kindern, Pädagog:innen, Eltern, Trägern und anderen Beteiligten – Cateringunternehmen, Köch:innen oder Hauswirtschaftskräfte – fördert.[11] Die Praxisbeispiele zu **Eltern und andere Beteiligte einbeziehen** geben erste Impulse für eine solche mehrperspektivische Zusammenarbeit.

Es gibt viele Möglichkeiten, das Essen partizipativ zu gestalten. Wie das gemacht wird, ist jedoch eine gemeinsame Entscheidung aller Beteiligten – Erwachsene und Kinder.

Quellen

Hildebrandt, F., Walter-Laager, C., Flöter, M., Pergande, B. (2020): BiKA. Beteiligung von Kindern im Kita-Alltag. Abschlussbericht zur Studie

Höhn, K. (2017): Essen bildet. Mahlzeiten als Lernsetting entdecken. Herder, Freiburg 2017

Gutknecht, H., Höhn, K. (2017): Essen in der Kinderkrippe. Achtsame und konkrete Gestaltungsmöglichkeiten. Herder, Freiburg 2017

11 Höhn, 2017

IDEEN UND IMPULSE AUS DER PRAXIS

Lebensmittel

„Wir haben immer **Ankerlebensmittel** da. Also Alternativen wie Obst, Gemüse oder Brot, falls es mal nicht schmeckt. So ist der große Hunger gestillt, und oft nehmen die Kinder dann doch noch was vom Mittagessen.“

„**Wir schauen uns regelmäßig Lebensmittel im Morgenkreis an.** Wie fühlt sich das an? Wie riecht es? Wie schmeckt es? Das nimmt die Angst, weckt die Neugier, und wir lernen Neues kennen. Die Kinder bringen mittlerweile oft mal etwas von zu Hause für die Gruppe mit.“

„Lange Zeit war Nachtisch ein Problem. Jetzt stellen wir den **Nachtisch mit auf den Tisch**, und die Kinder entscheiden, was sie zuerst essen. Schließlich bekommen sie den ja so oder so.“

Essenskultur in der Kita und zu Hause

„Die Kinder haben **Fotos von ihren Mahlzeiten zu Hause** mitgebracht und im Morgenkreis gezeigt. So hat die Gruppe gelernt, wie unterschiedlich das bei jedem ist, und wir lernten die Kinder noch besser kennen.”

„Essen war bei uns ein Thema. Wir haben uns **als Gemeinschaft darüber ausgetauscht**, was Esskultur ist und wie wir das machen wollen. Es gab sogar mal einen Mützentisch, an dem jeder mit Mütze gegessen hat.“

„Einen **Lieblingsessenstag** einführen, an dem die Kinder entscheiden, was es gibt. Wir machen das ein Mal im Monat.“

„Zusammen mit den Kindern probieren wir regelmäßig **verschiedene Arten und Orte zum Essen** aus. Beim „Schweineessen“ isst jeder so wie er oder sie mag. Beim „Goldenen Tisch“ wird ganz fein gegessen, wie im Sternerestaurant. Wir haben sogar mal auf dem Boden oder auf der Wiese gegessen. Auch für uns Erwachsene kann das eine tolle Erfahrung sein.“

„**Das Thema ‚Hunger‘ haben wir mit den Kindern besprochen.** Man weiß gar nicht mehr, wie sich das wirklich anfühlt. Es ist schon sehr interessant, wenn man da bewusster drauf achtet.“

„Ein Wochenende lang haben die Kinder und wir Erzieher ein **Essenstagebuch** geführt. Das ist schon witzig, was man so alles an einem Tag isst und wie unterschiedlich das bei uns allen ist. Die Familien haben da super unterstützt. Das nochmal in der Gruppe anzuschauen und zu besprechen, das brachte uns alle zum Nachdenken.“

Foto: brian wegman / unsplash

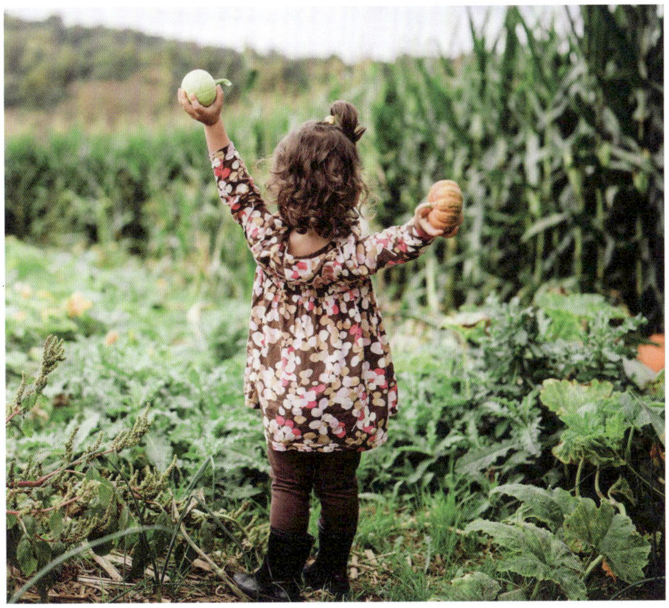

Partizipative Gestaltung

„Das Geschirr haben wir angepasst. Jetzt gibt es ganz **unterschiedliche Größen und Formen**. Für die Tische haben wir kleinere Schüsseln, sodass alles bequem raufpasst. Auch die Kellen und Kannen sind kleiner, damit die Kinder in der Krippe sich selbstständig auftun und eingießen können."

„Früher haben wir das nur draußen im Sommer gemacht. Jetzt gibt es **in jedem Gruppenraum einen Getränkespender**. Die Kinder können sich zu jeder Zeit etwas zu trinken holen. Wir überlegen, Getränkespender auch für die Tische beim Mittagessen zu besorgen."

„**Bei uns wählen die Kinder das Besteck selbst**. Da wird auch schon mal Suppe mit der Gabel gegessen. Sie probieren es aus und entscheiden, was sie nutzen möchten. Messer gibt es bei uns bereits für die Krippenkinder."

„Wir haben im Essensraum einen **Spiegel** angebracht und eine **Waschstation** aufgebaut. Die Kinder können dann direkt nach dem Essen das Gröbste abwischen und spielen gehen. Fürs Faxen-Machen ist das auch ganz toll."

„Wir machen **Kinderkonferenzen zum Speiseplan**. So können die Kinder sich bei der Auswahl direkt beteiligen."

Die Eltern und andere Beteiligte einbeziehen

„Wir haben den **Koch oder Caterer mal zum Mitessen eingeladen** – er probierte selber noch mal und konnte die Kinder beim Essen erleben. Die Kinder haben viele Fragen gestellt und Feedback gegeben."

„Wir reden bei den **Entwicklungsgesprächen** auch über das Essen. Viele Eltern denken gar nicht darüber nach oder verstehen nicht, warum wir das in der Kita so machen. Dieser Austausch ist wichtig. Wir wollen auch gerne mal einen **Themenabend** dazu machen."

STATT SO ...	LIEBER SO ...
Erwachsene zwingen Kinder zum Essen und Trinken, zum Beispiel wenn sie ihnen den Löffel in den Mund stecken, obwohl die Kinder den Kopf wegdrehen.	**Kinder entscheiden und zeigen verbal oder nonverbal, ob und wann sie essen und trinken möchten.** Sie öffnen den Mund weit, schauen die Fachkraft an oder äußern, dass sie mehr essen möchten.
Erwachsene zwingen Kinder zum Probieren oder zum Aufessen, zum Beispiel wenn sie Kinder auffordern oder drängen zu kosten und ihnen erst erlauben aufzustehen, wenn sie aufgegessen oder wenigstens einen Löffel probiert haben.	**Kinder essen nur das, was sie möchten, und hören mit dem Essen auf, wenn sie satt sind.** Sie entscheiden selbst, ob sie essen möchten und schätzen selbst ein, wann sie genug gegessen haben.
Erwachsene fixieren Kinder beim Essen, zum Beispiel wenn sie die Lätzchen unter die Teller klemmen.	**Kinder stehen auf, wenn sie das wollen.** Sie können sich beim Essen frei bewegen und die Stühle selbst wegschieben.
Fachkräfte ignorieren die Sichtweisen und Erfahrungen der Eltern zum Essverhalten ihrer Kinder, zum Beispiel wenn sie die Eltern im Gespräch über mögliche Unverträglichkeiten in der Ernährung der Kinder nicht ernst nehmen und ignorieren, um einen Mehraufwand für die Kita auszuschließen.	**Eltern sind Teil der Erziehungspartnerschaft und tauschen sich mit den Fachkräften über das Essverhalten ihrer Kinder aus.** Sie werden im Gespräch über die kulturellen Essgewohnheiten der Familie von den Fachkräften ernst genommen und besprechen gemeinsam Veränderungsmöglichkeiten.
Erwachsene stellen die Bedürfnisse der Kinder zugunsten ihrer eigenen oder der Strukturen in der Kita zurück, zum Beispiel wenn sie den Tisch und den Essensraum säubern, während die Kinder noch essen.	**Die Bedürfnisse der Kinder werden gesehen, gehört und ernst genommen.** Kinder, die langsamer essen, können in Ruhe aufessen.

REFLEXIONSFRAGEN ?

Was würden die Kinder über die Essenssituation in Ihrer Gruppe oder Kita sagen?

Wie gelingt es Ihnen, Kinder in der Essenssituation zu beteiligen?

In welchen Situationen gelingt Ihnen das weniger gut?

Wie schätzen die Eltern das Nahrungsangebot und die Essenssituation in Ihrer Einrichtung ein?

Welche Situationen finden Sie beim Essen besonders herausfordernd? Was könnten Sie ändern?

SCHLAFEN UND RUHEN

„Bei uns dürfen die Kinder entscheiden, ob sie ruhen oder schlafen. Natürlich begleiten wir sie dabei. Manchmal sitzt ein Kind neben mir, das schon ganz glasige Augen und rote Wangen vor Müdigkeit hat. Dann spreche ich es an: „Sag mal, du siehst aus, als wärst du müde. Magst du dich vielleicht ausruhen?" Oder ich frage, ob es sich auf einer Matte hinlegen möchte. Manchmal kommen noch zwei oder drei Kinder dazu, die sich auch ausruhen wollen. Wenn sie es selbst entscheiden können, tun die Kinder das auch.

Schlaf ist bei den unterschiedlichen Kolleginnen ja auch unterschiedlich. Überhaupt bei jedem Menschen. Ich finde, dass im Interesse der Kinder im Team geklärt werden muss, wie wir mit solchen Situationen umgehen. Wir haben sehr viel darüber gesprochen, mit den Kindern geredet und das in der Elternschaft zum Thema gemacht. Mittlerweile probieren wir, Ruhe- und Schlafmöglichkeiten in den Alltag einzubauen. Das ist definitiv ein Prozess, aber es lohnt sich."

Schlafen ist individuell und bei jedem Menschen anders. Manche Menschen schlafen lange, manche gehen früher zu Bett, andere später. Außerdem verändert sich der Schlaf im Laufe des Lebens und ist nicht immer gleich. So gibt es Phasen, in denen wir mehr oder weniger Schlaf brauchen.[12]

Im obigen Beispiel wird von einer Kita erzählt, in der die Fachkräfte **auf jedes Kind individuell eingehen.** Ihre Beobachtungen bewirkten, dass sie sich entschlossen, die Kinder dabei zu begleiten, ihre eigenen Bedürfnisse und Gefühle zu spüren und wahrzunehmen. Dies geschieht ganz natürlich als Teil des Kita-Alltags, denn die Kinder haben immer die Möglichkeit zu ruhen oder zu schlafen und müssen das nicht zu einer von Erwachsenen bestimmten Zeit tun.

Kinder spüren selbst, wann sie müde oder ausgeschlafen sind. Haben sie die Möglichkeit, selbstbestimmt auf ihre Körper zu hören, gehen sie ihren Schlafbedürfnissen ganz natürlich nach. Wenn wir diesen Prozess nicht von außen stören, dann lernen Kinder, auf sich zu achten und auf das, was sie brauchen. Sie lernen, sich und ihren Gefühlen oder Bedürfnissen zu vertrauen, und erleben Selbstwirksamkeit. Fassen wir in Worte, wie es uns geht, wenn wir müde sind, dann sind wir Vorbilder für die Kinder.[13]

In den folgenden Praxisbeispielen stecken Ideen, wie das Thema Schlaf **gemeinsam erkundet** werden

---

12 Spork, 2008
13 Macha/Hildebrandt, 2020; Senatsverwaltung für Bildung, Jugend und Familie, Berlin 2019

kann, ob mit einem **Müde-Protokoll**, einer **dialogischen Buchbetrachtung** themenrelevanter Kinderbücher oder in **Gesprächen** über Schlafgewohnheiten anderer Menschen.

Schlafen ist sozial. Menschen haben Einschlafrituale, die ganz eigen und individuell sein können oder von der Familienkultur geprägt sind. Wo und wie wir schlafen, ob die ganze Familie Mittagsschlaf macht, ob Kinder allein schlafen oder im Familienbett – das ist überall unterschiedlich.[14] Die Praxisbeispiele zu **Eltern und anderen Beteiligte einbeziehen** zeigen, wie Pädagog:innen einen Austausch darüber gestalten können, und geben Impulse zur Umsetzung. Wie wir schlafen und ruhen ist verwoben mit den Haltungen, die wir als Erwachsene zu diesem Thema haben. Umso wichtiger ist es, das selbst zu reflektieren und den Austausch mit Familien und Kindern zu suchen.

Schlafen partizipativ zu gestalten heißt, die Selbstbestimmung und Autonomie eines jeden Kindes zu unterstützen und zu fördern. Kinder haben das Recht zu entscheiden, ob, wann, wo, wie und wie lange sie schlafen oder sich ausruhen. Indem wir Kinder darin bestärken, stärken wir ihre Gesundheit und ihre partizipativen Rechte.[15]

Die folgenden Beispiele aus der Praxis zeigen, dass es viele verschiedene Wege gibt, dies zu ermöglichen. Allerdings müssen die Kinder Teil des Prozesses sein und selbst **wählen dürfen**, wo sie schlafen und wie sie **ihre Trauminsel** gestalten wollen.

Wie in den folgenden Praxisbeispielen sollte die Gestaltung der **Strukturen, Räume und Abläufe** zum Schlafen und Ausruhen in der Kita im Prozess erarbeitet werden. Dabei müssen Rahmenbedingungen und Strukturen wie die unten beschriebene **Umstrukturierung des Pausenkonzepts** bedacht werden. Flexible Lösungen sind erforderlich, denn Schlafen ist verschieden und individuell. Wenn wir diesen Prozess mit den Kindern zusammen gestalten, sie ihre Bedürfnisse spüren und beachten lassen, geben wir ihnen Raum zur Partizipation und begleiten sie dabei, selbstbestimmt über das zu entscheiden, was sie betrifft.

14 Kramer/Gutknecht, 2018
15 Macha/Hildebrandt, 2020

Quellen

Kramer, M. und Gutknecht, D. (2018): Schlafen in der Kinderkrippe. Achtsame und konkrete Gestaltungsmöglichkeiten. Herder, Freiburg

Macha, K. und Hildebrandt, F. (2020): Wir müssen mittags nicht mehr schlafen! Veränderungsprozesse mit Kindern in der Kita gestalten. Verlag Was mit Kindern GmbH, Berlin 2021

Senatsverwaltung für Bildung, Jugend und Familie (Hrsg.): Die gute gesunde Kita gestalten – Referenzrahmen zur Qualitätsentwicklung im Berliner Landesprogramm für die gute gesunde Kita. Berlin 2019

Spork, Peter: Das Schlafbuch. Rowohlt, Reinbek 2018

IDEEN UND IMPULSE AUS DER PRAXIS

Erkundung des Schlafens

„Es gibt schöne **Kinderbücher** zum Thema. Die kann man toll als Gesprächsanregung nutzen. Oder auch **Bilder**. Wir haben uns darüber unterhalten, **wie Tiere schlafen**. Dass die Fledermaus verkehrt herum schläft oder dass Elefanten den ganzen Tag über kleine Schläfchen machen. Je mehr man darüber spricht, desto bewusster und klarer wird es, wie man das Ganze gestalten möchte."

„Ich achte sehr auf die **Signale des Kindes**, vor allem auf die non-verbalen, die man häufig übersieht. Ich spreche mit dem Kind darüber und sage: ‚Ich hab gesehen, dass du dir die Augen reibst. Vielleicht bist du müde. Was meinst du?' Das heißt nicht unbedingt, dass das Kind sich dann zum Schlafen hinlegt. Aber es hilft zu merken: Ich bin müde, ich will mich hinlegen."

„Wir haben mit den Kindern auch schon in der Gruppe darüber gesprochen und gefragt: ‚Wie fühlt es sich für dich an, wenn du müde bist?' Daraus ergab sich ein Projekt, in dem jeder ein **Müde-Protokoll** geführt hat. Mir tat das auch richtig gut."

„Träumen ist auch so ein Thema. Einige Kinder weinen manchmal, wenn sie schlecht geträumt haben. Wir reden darüber und packen die schlechten Träume in einen **Kummerkasten**."

„Wenn Kinder müde wirken, aber nicht schlafen wollen, dann gibt es dafür **einen Grund**. Ich hatte mal ein Kind, das beim Mittagessen schon fast einschlief. Aber es wollte nicht schlafen gehen. Wir sprachen in Ruhe darüber, und ich drängte nicht. Irgendwann erzählte das Kind, dass es ihm zu leise im Schlafraum ist. Lieber ist es ihm, wenn um es herum alle erzählen und spielen. Wir überlegten uns eine Lösung, und nun schläft das Kind zufrieden im lauten Gruppenraum ein."

„Das alles hat viel mit uns zu tun. Wie haben wir Schlafen als Kinder erlebt? Wie schlafen wir gerne? Ich glaube, genau darüber muss man **sich im Team unterhalten**. Dadurch merkt man auch, wie unterschiedlich das bei jedem ist. Mir wurde dabei bewusst, warum mir manches beim Schlafen so wichtig ist."

„Im Gespräch fragte ein Kind, warum man im Gruppenraum unbedingt auf Matten schlafen muss. Tja, das fragten wir uns dann auch. Also, warum nicht **ausprobieren**?

Jeden Tag probierten wir andere Möglichkeiten aus. Wir bauten Höhlen, wechselten mehrmals die Räume und ruhten uns auch mal draußen aus. Die Kinder brachten Ideen von zu Hause mit. Dabei merkten wir, dass wir das ganz individuell gestalten können und es gar nicht für alle gleich sein muss."

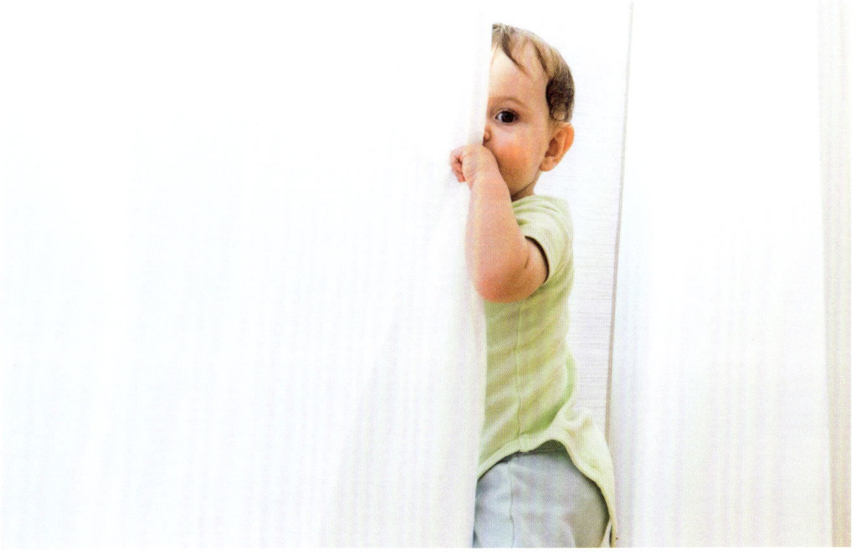

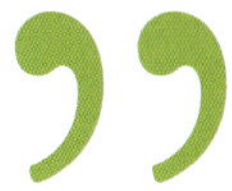

Die Eltern einbeziehen

„Der **Austausch aller drei Parteien** ist wichtig: wir, die Eltern und vor allem die Kinder. Alle werden angehört und ernst genommen. Aber so ein Schlafkonzept muss individualisiert werden. Die Schlafbedürfnisse sind unterschiedlich, und die Bedingungen verändern sich. Da muss man eher eine Haltung entwickeln, als dass man das immer fest vorschreibt."

„Die **Kommunikation mit den Eltern im Alltag** ist wichtig. Ich erzähle den Eltern, was das Kind alles erlebt hat, damit sie den Tag ihres Kindes nachvollziehen können. Wichtig ist, miteinander zu sprechen, Wünsche zu äußern, einander Verständnis entgegenzubringen und eine gemeinsame Lösung finden."

„Wir bemühen uns um Transparenz in der Kommunikation mit den Eltern. Wir haben eine **Fotodokumentation** gemacht und verschiedene Artikel zum Thema kopiert. Bei **Elterngesprächen** oder **Elterntreffs** haben wir ein offenes Ohr und informieren. Wenn man wirklich darüber spricht, dann lösen sich Konflikte wie von selbst. Eltern verstehen dann auch viel besser, warum wir was wie machen."

„Wir haben gemeinsam mit den Kindern und Eltern über das Thema gesprochen und dann im Team eine **Vereinbarung** erarbeitet, die nun in unserer Konzeption verankert ist. Das war ein längerer Prozess. Wir hatten eine Fortbildung, bekamen viel **Fachinput** und sprachen über **unsere eigenen Haltungen**. Danach entstand ein Positionspapier, auf das wir immer schauen können."

„In Elterngesprächen reden wir auch über die **Schlafsituation zu Hause**. Dabei lernen wir so viel über das Kind und verstehen vieles besser. Man kann auch schnell mal ein wenig Fachwissen weitergeben und gemeinsam Probleme lösen. Eine Familie war sehr belastet, weil der Sohn abends erst so spät einschlief. Gemeinsam fanden wir eine Lösung. Das zeigte mir mal wieder, dass das nicht alles schwarz und weiß ist, sondern auch mal grau, und oft muss man einfach gemeinsam dran arbeiten."

„Die Kinder sind individuell und haben unterschiedliche Schlafgewohnheiten. Jede Familie macht das zu Hause anders. Wir haben mal ein kleines Projekt gemacht, in dem jeder ein **Schlaftagebuch** führte. Auch wir Erzieher. Es ging darum, wann wir schlafen, wie wir geschlafen haben, wie es uns ging und was wir dazu brauchten. Zwei Kinder brachten sogar Fotos von ihren Schlafplätzen mit. Für uns war es toll zu sehen, wie unterschiedlich das ist und dass jeder was anderes braucht."

Schlafkultur

„Wir haben mal einen **Pyjama-Tag** gefeiert. Da kamen alle in ihren Schlafsachen. Das Schlafen wurde richtig zelebriert. Den ganzen Tag probierten wir Entspannungsübungen aus, es wurde vorgelesen, für die Puppen und Kuscheltiere wurden Schlaf-Höhlen und Betten gebaut. Es war einfach schön, und man kam weg von diesem Mittagsschlaf als etwas, das gemacht werden muss. Ausruhen und Entspannen ist ja auch was Schönes."

„Manchmal ist es ganz hilfreich, verschiedene **Entspannungsübungen** auszuprobieren. Ich kenne das selber. Man ist müde und kommt nicht zur Ruhe. Wir haben schon Klanggeschichten, Meditation oder Yoga genutzt. Vor allem die Meditationsmusik finden die Kinder schön. Ein angenehmer Nebeneffekt ist, dass es mir dann auch viel besser geht."

Strukturen, Räume und Abläufe gestalten

„**Kinder haben bei uns die Wahl**, wo sie sich im Raum hinlegen möchten, welche Schlafposition für sie angenehm ist, ob sie mit oder ohne Decke schlafen möchten und wie lange sie schlafen wollen. Das ist nicht immer einfach, aber wir sprechen darüber und finden zusammen eine Lösung. Ich glaube, man vergisst manchmal, dass so etwas **individuell besprochen** und gelöst werden kann."

„Wir haben zuerst beobachtet und festgestellt, wie unterschiedlich das bei den Kindern ist. Dann sprachen wir über unsere Wünsche und darüber, wie **unsere Trauminsel** aussehen sollte: Kissen, Hängematten, Höhle(n), verschiedene Ebenen, optionale Abdunklung, Kuscheltiere, individuelle Lichtquellen, Schaukelstuhl, Kuscheldecken, Leuchtsterne, Himmel abdecken, leise klassische Musik, Traumfänger, Traumreise, Entspannungsmusik, Einschlafgeschichten."

„Wir sind von dieser typischen Mittagsschlafsituation ganz abgekommen und haben viele **Ruhe- und Rückzugsmöglichkeiten** in der Kita geschaffen. Die Kinder können sie jederzeit aufsuchen und nutzen. Anfangs mussten sich alle erst mal darauf einstellen, aber es klappt inzwischen wirklich gut. Wir begleiten die Kinder und bieten diese Möglichkeit an. Das hat, ehrlich gesagt, viel Stress rausgenommen."

„Die Erzieherpausen waren ja immer das Problem. Ich hatte das Gefühl, dass alle diesen Druck an die Kinder abgeben – so nach dem Motto: Schlaf jetzt, dann hab ich endlich Pause. Wir haben das komplett umgestellt und ein **neues Pausenkonzept** entworfen, damit jeder regelmäßig Pausen bekommt und das nicht an diese Mittagsruhe gekoppelt ist. Das war nicht leicht und hat auch nicht sofort geklappt. Aber ich würde es jetzt nicht mehr anders machen wollen. Es ist einfach entspannter."

„Unsere Struktur haben wir **gemeinsam mit den Kindern** festgelegt: Wann ist Ruhe? Wann und wo wird gespielt? Wie wird gespielt? Wir haben über die verschiedenen Bedürfnisse gesprochen und mit den Kindern geguckt: Was machen die anderen Kinder, die nicht schlafen? Wer schläft im Dunkeln, wer im Hellen? Wer braucht ein Kuscheltier? Wer braucht einen Schlafanzug? Wer schläft neben wem?"

„Wir haben unsere **Räume** komplett umgestaltet. Das Schöne war, dass die Kinder das mit uns zusammen geplant und dann auch mitgeholfen haben. Das macht einen Unterschied, denn es ist dann viel mehr ihres und wird nicht einfach übergestülpt."

„Räume zum Ruhen und Schlafen können kreativ gestaltet werden. Bei uns gibt es einen Ruheraum, in den die Kinder jederzeit gehen können, einen Snoozleraum. Ich war mal in einer Kita mit nur einer Gruppe, und selbst da – weil die Kinder unterschiedliche Bedürfnisse haben – hätte ich den Flur genutzt. Wenn man will, findet man **Alternativen**. Die Kinder könnten ja auch in den Garten gehen. Wenn einer nicht müde ist, könnte man ja sagen: ‚Hey, geh nach draußen.'"

„Es gibt Kinder, die zwar Ruhe brauchen, aber wirklich nicht schlafen. Die werden oft vergessen. Wir haben überlegt, welche Alternativen es gibt, trotzdem zur Ruhe zu kommen. Ich finde, so ein Raum kann eine **Atmosphäre** schaffen, die zur Ruhe einlädt: große Kissen, angenehmes Licht, ein Projektor. Aber auch Ecken, in die man sich mit einem Buch hinfläzen kann. Oder ein Kreativbereich, der einen in Tagträume versinken lässt. Diese Ruhemöglichkeiten bieten wir den Kindern den ganzen Tag über. Sie werden genauso genutzt wie alle anderen Bereiche.

Ich finde, es lohnt sich, im Team mal zu brainstormen. Oder auch mit den Kindern und Familien."

ANSTATT SO…	LIEBER SO…
Erwachsene zwingen Kinder zum Schlafen oder Ausruhen, zum Beispiel wenn die Kinder nach dem Mittagessen schlafen müssen – egal, ob sie das wollen oder nicht.	**Kinder entscheiden selber, wann und ob sie sich ausruhen oder schlafen möchten.** Die Kinder können sich im Kita-Alltag jederzeit zurückziehen und ruhen oder schlafen.
Erwachsene zwingen Kinder zum Aufwachen, zum Beispiel wenn sie sie wecken, weil es Zeit zum Vespern ist.	**Kinder schlafen so lange, wie sie es brauchen und möchten.** Sie bleiben so lange liegen, bis sie bereit sind, aufzustehen.
Fachkräfte ignorieren die Sichtweisen und Erfahrungen der Eltern zum Schlafverhalten der Kinder, zum Beispiel wenn sie deren Sorgen über das späte abendliche Einschlafen weder ernst nehmen noch gemeinsam nach Lösungen suchen.	**Eltern sind Teil der Erziehungspartnerschaft und tauschen sich mit den Fachkräften über das Schlafverhalten ihrer Kinder aus.** Eltern berichten über das Schlafverhalten ihrer Kinder, werden von den Fachkräften gehört und ernst genommen. Gemeinsam sucht man nach Lösungen.
Erwachsene stellen die Bedürfnisse der Kinder zugunsten ihrer eigenen oder der Strukturen in der Kita zurück, zum Beispiel wenn sie Kindern verbieten zu ruhen, weil der Morgenkreis stattfindet.	**Kinder und ihre Bedürfnisse werden gesehen, gehört und ernst genommen.** Kinder bestimmen selbst darüber, wann sie schlafen gehen, auch wenn sie deshalb etwas verpassen.

REFLEXIONSFRAGEN ?

Was würden die Kinder über die Schlafsituation in Ihrer Gruppe oder Kita sagen?

Wie gelingt es Ihnen, Kinder an der Gestaltung des Schlafens und Ausruhens zu beteiligen?

In welchen Situationen gelingt Ihnen das weniger gut?

Wie schätzen die Eltern das Schlafen und Ausruhen in Ihrer Einrichtung ein?

Was finden Sie beim Schlafen und Ausruhen in der Kita besonders herausfordernd?

Was könnten Sie ändern?

WASCHRAUM UND TOILETTE

„In manchen Situationen ist es schwierig, die Balance zwischen partizipativem Handeln und den Belangen von Hygiene und Gesundheit zu finden. Ich hatte mal ein Kind, das auf der Toilette war und den Po nicht abgewischt haben wollte. Da musste ich einen Moment lang überlegen, was ich mache. Das Kind zwingen? Geht nicht. Den Po nicht abwischen? Geht auch nicht. Ich atmete durch und dachte nach. Dann hockte ich mich hin und sprach mit dem Jungen darüber. Er konnte mir das nicht so recht erklären. Doch ich fand schließlich heraus, dass es ihm oft weh tut, wenn Erwachsene ihm den Po abwischen. Ich schlug vor, dass er sich selber abwischt. Das klappte zwar gar nicht schlecht, war aber etwas schwierig für ihn. Deshalb bot ich ihm an, den Po mit warmem Wasser abzuwaschen. Das wollte er aber auch nicht. Letztlich entschieden wir, es so zu lassen, und sprachen mit dem Papa drüber, als er kam. Der Vater reagierte erst ein wenig skeptisch, aber letzten Endes war es ein gutes Gespräch, in dem ich erklären konnte, wie wichtig es ist, nicht übergriffig zu reagieren und die Rechte des Kindes zu achten.

Danach gingen wir im Team viel sensibler mit dem Thema um. Wir nutzten in Absprache mit dem Jungen eine Zeitlang so weiche Waschlappen, wie er es von zu Hause kannte, und wenn er wollte, probierte er das Wischen selber. All das zeigte mir wieder, dass es immer eine Lösung gibt. Zwar kann es auch mal unangenehm sein, so etwas zu besprechen. Aber es war am Ende für alle das Beste – insbesondere für das Kind."

Die Gesundheit und das Wohlbefinden sind zentrale Aspekte im Leben eines jeden Menschen. Sie sind die Grundlage dafür, dass Kinder sich in ihrer Persönlichkeit individuell entfalten können. Und jeder Mensch, ob Kind oder Erwachsener, hat physiologische Grundbedürfnisse.[16]

Hygiene und Gesundheit sind im Leben der Kinder und in ihrer Erziehung fest verankert. Fachkräfte dienen den Kindern als Vorbilder. Das Ziel der Kindertageseinrichtung sollte daher sein, dass Kinder lernen, durch Partizipation und gemeinsame Erlebnisse mit Gleichaltrigen und Pädagog:innen, Verantwortung für ihre Gesundheit zu übernehmen.[17]

Wenn Fachkräfte die Perspektive wechseln und einzelne Handlungen und Prozesse aus Sicht der Kinder betrachten, können Veränderungen angestoßen werden. Wird dieser Perspektivwechsel sprachlich begleitet, bekommen die Kinder die Möglichkeit, mitzudenken und etwas zu verändern.

Das oben genannte Praxisbeispiel zeigt, dass Kinder Gründe haben, wenn sie eine Assistenzhandlung der Fachkraft ablehnen. Durch die **Kommunikation mit dem Kind und den Eltern** lassen sich alternative Lösungen finden, damit die Fachkraft grenzüberschreitendes Verhalten – auch wenn dies oft nicht beabsichtigt ist – vermeiden kann.

Situationen, in denen Kinder sich selbst als wirksam Handelnde erleben können, sind wichtig. Kinder sollten dabei unterstützt werden, in Sprache zu fassen, was sie denken und fühlen. So entwickeln sie ein Bewusstsein für sich und ihre Individualität. Alltägliche Situationen wie das **Zähneputzen** und **Waschen** bieten Momente, in denen kreative Lösungen zur Par-

16 Wedewart/Hohmann, 2021
17 Berliner Bildungsprogramm, 2014

tizipation gemeinsam mit Kindern gefunden werden können. Die folgenden Praxisimpulse enthalten Ideen zur Umsetzung.

Beim **Toilettengang** werden Kinder in ihrer Selbstständigkeit unterstützt. Die Kommunikation mit den Eltern sorgt dafür, dass dieser Prozess gemeinsam durchlaufen werden kann. Weil die Begleitung von Kindern beim Übergang zum selbstständigen Toilettengang mit der Sexualentwicklung verbunden ist, muss die Fachkraft oder Bezugsperson in diesen Situationen den kindlichen Wünschen gegenüber angemessen und respektvoll agieren und sich beispielsweise beim Wickeln oder Händewaschen partizipativ verhalten.[18]

Situationen vom **Wickeln** bis zum selbstständigen Toilettengang sind sehr intime Momente, in denen das Kind bestimmt, ob es sich anfassen lassen möchte oder nicht. Pädagog:innen sollten das eigene Verhalten sprachlich begleiten und vorhersehbar machen. Die Abwägungs- und Entscheidungsprozesse müssen für das Kind nachvollziehbar und transparent gestaltet werden.

Sollte ein Kind sich nicht assistieren lassen wollen, bedeutet das für die Fachkraft, dass der Wunsch des Kindes gehört, akzeptiert und erfüllt werden muss. So kann sie dem Kind helfen, Bewusstsein über und Vertrauen in die eigenen Bedürfnisse und Grenzen zu entwickeln. Durch diese positiven Erfahrungen gewinnt das Kind Selbstbewusstsein und wird ermutigt, auch in anderen Bereichen des Alltags selbstwirksam und selbstbestimmt zu agieren.[19]

Die folgenden Praxisbeispiele enthalten weitere Anregungen, wie Sie im Kita-Alltag partizipativ mit den Themen **Wickeln** und **Toilettengang** umgehen können. Dazu gehört auch die **Gestaltung des Wasch- und Toilettenraums.**

Das Thema Hygiene ist Teil des Alltags der Kita-Kinder und sollte mit ihnen besprochen, verändert und gestaltet werden. Das bedeutet, dass Sie mit Kindern über die Themen kommunizieren und bisherige Prozesse oder Regeln hinterfragen und reflektieren.

Quellen

Bensel, J., Haug-Schnabel, G. (2009): Sich binden – sich trennen – sich finden. Der Zusammenhang von Trennungsschmerz und Bindung. TPS (3), 32-36

Senatsverwaltung für Jugend, Sport und Bildung (2014): Berliner Bildungsprogramm für Kitas und Kindertagespflege. verlag das netz, Weimar

Haug-Schnabel, G. (2011): Die Sauberkeitsentwicklung unter dem Aspekt des Erlangens von Autonomie und Kontrolle. Verfügbar unter: http://www.kita-fachtexte.de/fileadmin/Redaktion/Publikationen//KiTaFT_Haug_Schnabel_II_Sauberkeitsentwicklung_2011.pdf. Zugriff: 29. 11. 2021

Wedewardt, L., Hohmann, K (2021): Kinder achtsam und bedürfnisorientiert begleiten. Herder, Freiburg

18 Haug-Schnabel, 2021
19 Haug-Schnabel/Bensel, 2009a

IDEEN UND IMPULSE AUS DER PRAXIS

Zähne putzen

„Für uns ist das Zähneputzen immer sehr lustig. Wir hatten eine Zeitlang verschiedene **Lieder** und haben jetzt zusammen **mit den Kindern ein eigenes Gedicht geschrieben**. Da freuen sich schon immer alle drauf.“

„Die Kinder finden eine **optisch sichtbare Zeituhr** gut. Sie freuen sich darüber, wenn sie die Uhr stellen können und dass ein Erwachsener hilft, wenn sie es wünschen.“

„Wir wollen, dass die Kinder möglichst viel wählen können. Deshalb haben wir verschiedene Zahnpasta zur Auswahl, und manche Kinder wollen nur Gel oder Wasser. Sie sollen sich aussuchen können, was sie benutzen wollen, und **freie Wahl** haben, ob sie eine elektrische Zahnbürste nehmen oder nicht. Die Kinder können entscheiden, ob sie die Zahnpasta selbst auftragen oder Hilfe benötigen. Außerdem können sie wählen, ob sie in der Gruppe oder allein Zähne putzen möchten oder ob die Erwachsenen mitputzen sollen.“

„Letztes Jahr gab es ein **Projekt** dazu. Jedes Kind war eingeladen zu erzählen, wie man zu Hause Zähne putzt. Wir sprachen darüber, warum das mit dem Zähneputzen so wichtig ist, und überlegten uns, wie wir es gestalten wollen. Dafür hatten wir verschiedene Zahnputzwege und -orte ausprobiert und dann gemeinsam entschieden, wie wir das machen wollen.“

Toilettengang

„Ich finde, dass man viel zu wenig darüber spricht. Wir haben **zum Thema gemacht**, was im Körper mit der Verdauung und Ausscheidung passiert und wie das alles funktioniert. Es gibt viele tolle Bücher dazu, und Kinder sind da eh viel offener als wir Erwachsene.“

„Hygiene war dann auch ein Thema. Da kann man ganz einfach **besprechen**, was die Kinder brauchen und wie man das handhaben möchte. Manche Kinder möchten die Tür geschlossen haben, andere nicht. Und was ist, wenn sie Hilfe benötigen? Kinder haben da oft viel bessere Ideen als wir.“

„Wir haben Glöckchen an den Toilettentüren angebracht. Das ist ein **hörbares Signal**, ob die Toilette besetzt ist oder nicht.“

„Bei uns konnten manche Kinder die Türen nicht selbst öffnen. Jetzt haben wir eine **Schnur an der Türklinke**. Und voila, es klappt!“

„Die **Wechselsachen** waren früher für die Kinder schwer zu erreichen. Wir haben das nun so umgestellt, dass jedes Kind rankommt und sich selbstständig umziehen kann, wenn das mal nötig ist. Die Kinder helfen auch mit, ihre Eltern an die Wechselwäsche zu erinnern, wenn nicht mehr genug da ist. Karten mit Bildern der Kleidungsstücke liegen bereit. Die packen sie dann in die Elternkörbchen. Wir haben da natürlich auch ein Auge drauf, aber es klappt immer besser.“

Wickeln

„Wickeln ist als **Bindungsmoment** einfach perfekt. Wir schauen immer, dass wir es sprachlich begleiten und sprechen die ganze Zeit. Anfangs kommt man sich zwar komisch vor, aber je mehr man spricht, desto schöner und normaler wird es. Das Kind weiß, was los ist, und hat immer die Möglichkeit, zu sagen oder zu zeigen: Stopp, das will ich nicht mehr. Ich kann mir das gar nicht mehr anders vorstellen.“

Foto: Paulo Sousa / Photocase

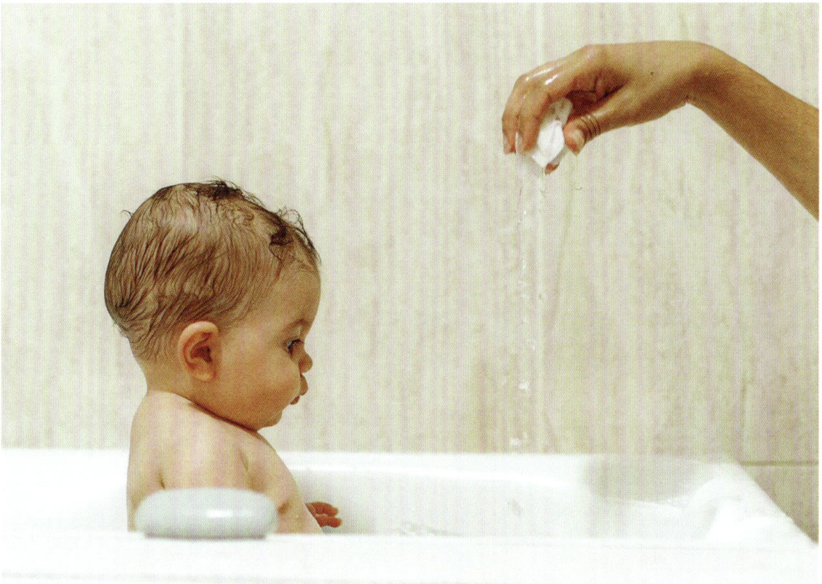

„

„Manchmal sind Kinder so vertieft in ihr Spiel oder haben gerade keine Lust auf das Wickeln. Wir haben gemerkt, dass es bei **Widerstand** einfach viel mehr Sinn macht, abzuwarten und später nochmal nachzufragen. Das Diskutieren dauert nämlich meist viel länger. Außerdem hat das Kind immer das Recht, nein zu sagen, und das muss respektiert werden."

„Oft ist der **Ort** oder die **Position** entscheidend. Manche Kinder möchten lieber im Bad und im Stehen gewickelt werden. Das ist nicht immer möglich, aber wir besprechen das und schauen dann gemeinsam, wo und wie."

„Bei uns ist das Wickeln einer der schönsten Momente. Wir singen, machen **Fingerspiele** und haben einen **Wickelkorb** mit kleinen Spielsachen und Büchern, die nur beim Wickeln rausgeholt werden. Wir lachen immer viel zusammen."

Waschen

„Unser Bad ist relativ weit weg. Deshalb haben wir in jedem Gruppenraum eine kleine **Waschstation mit Spiegel** in Kinderhöhe und eine Auswahl an Lappen. Die Kinder waschen sich selbstständig, machen Faxen vor dem Spiegel, und wir haben nicht den Stress, alle ständig von A nach B zu bewegen."

„Wir haben beobachtet, dass die Kinder im Bad immer mit dem Wasser rumspielen, während wir versuchen, alles irgendwie zu organisieren. Das war stressig. Im Team haben wir darüber gesprochen und Möglichkeiten für die Kinder gefunden, im Alltag **mit Wasser experimentieren** zu können. Das hat uns auch geholfen, offener damit umzugehen."

„Mit den Kindern sind wir der Frage nachgegangen, warum das Waschen so wichtig ist. Wir haben verschiedene Experimente gemacht und dann gemeinsam eine **Anleitung zum Waschen** entworfen. Die hängt jetzt als Erinnerung im Bad."

Raumgestaltung

„Die Gestaltung des Bads war bei uns ein riesiges Thema. Niemand fühlte sich dort wohl, weil es so kalt und ungemütlich war. Wir haben **mit allen eine Erkundung** gemacht – Eltern und Kinder waren auch involviert. Die Kinder brachten Fotos von ihren Bädern zu Hause mit, und die Eltern halfen beim Malern. Es wurde ein richtig großes **Projekt** daraus.

Alles ist jetzt auf Kinderhöhe und erreichbar – sauber, hell und einladend. Das Licht ist warm und gemütlich. Es gibt Platz zum Experimentieren, und wir fühlen uns dort jetzt alle wohl. Unglaublich, was das für eine Wirkung auf die Kinder hatte. Ich glaube, das Bad ist für viele jetzt der Lieblingsraum."

ANSTATT SO...	LIEBER SO...
Erwachsene assistieren Kindern ohne Zustimmung, zum Beispiel wenn sie ihnen die Nase putzen oder den Po abwischen, ohne die Kinder vorher zu fragen.	**Kinder führen Handlungen zur eigenen Körperhygiene selbstständig so aus, wie sie es können und möchten.** Sie bestimmen selbst, wo, wann und auf welche Art und Weise sie von dem Erwachsenen gewickelt werden.
Erwachsene zwingen Kinder zum Toilettengang, zum Beispiel wenn sie die Kinder auf die Toilette schicken oder aufs Töpfchen setzen – egal, ob sie müssen oder nicht.	**Kinder gehen auf die Toilette, wenn sie müssen.** Kinder lernen zu spüren, wann sie müssen, und entscheiden selbst, ob sie mit oder ohne Assistenz auf die Toilette gehen.
Erwachsene zwingen Kinder zur Körperhygiene, zum Beispiel wenn sie Kinder verbal oder nonverbal dazu veranlassen, die Zähne zu putzen oder sich zu waschen.	**Kinder haben das Recht, nein zu sagen.** Sagt ein Kind verbal oder nonverbal nein, muss das gehört, verstanden und akzeptiert werden.
Fachkräfte ignorieren die Sichtweisen und Erfahrungen der Eltern zum Wickeln und zum Toilettengang der Kindern, zum Beispiel wenn sie die Sorgen und Fragen der Eltern zum Windelfrei-Werden und zum selbstständigen Toilettengang ignorieren oder nicht ernst nehmen.	**Eltern sind Teil der Erziehungspartnerschaft und tauschen sich mit den Fachkräften über die Körperhygiene ihrer Kinder aus.** Eltern und Fachkräfte sprechen über den selbstständigen Toilettengang zu Hause und in der Kita. Dabei können die Eltern ihre Sorgen äußern und Fragen stellen.

REFLEXIONSFRAGEN ?

Was würden die Kinder über die Waschräume in Ihrer Gruppe oder Kita sagen?

Wie gelingt es Ihnen, partizipative Handlungen mit Kindern in den verschiedenen Situationen im Waschraum zu begleiten?

In welchen Situationen gelingt es Ihnen weniger gut?

Wie funktioniert die Kommunikation mit den Eltern zu den verschiedenen Themen der Körperhygiene?
Was gelingt Ihnen gut? Wo sehen Sie Herausforderungen?

Gelingt es Ihnen, damit umzugehen, wenn Kinder ihr Explorationsverhalten in den Waschräumen ausleben?

Welche Situationen im Waschraum empfinden Sie als besonders herausfordernd? Was könnten Sie ändern?

BESCHWERDEN UND WIDERSTAND

„Wir hatten mal so eine Situationen: Ein Junge wollte seine neue Bommelmütze unbedingt beim Essen tragen. Schon länger gab es die Regel, dass Mützen oder Käppis nicht drinnen und erst recht nicht am Tisch getragen werden dürfen. Dem Jungen war die Mütze an diesem Tag aber total wichtig, und er wollte sie partout nicht abnehmen. Meine Kollegin sprach mit ihm. Er weinte und sagte, er will sie aufbehalten. Toll, dass er das so klar zeigte. Da wusste die Kollegin nicht mehr weiter. Sie wollte ihn ja nicht zwingen.

Ich kniete mich zu dem Jungen und fragte, warum ihm das mit der Mütze so wichtig ist. Sein Papa hatte sie ihm wohl geschenkt. Weil seine Eltern getrennt sind, war das etwas ganz Besonderes. Für mich war das ein Aha-Moment, denn ich verstand, was dahintersteckte. Ich erklärte dem Jungen, warum uns das mit den Mützen wichtig ist, und sagte, dass ich mit der Kollegin sprechen werde und wir gemeinsam eine Lösung finden werden.

Schließlich machten wir die Sache mit allen Kindern zum Thema, und sie konnten sagen, wie sie es sehen. Viele Kinder waren tatsächlich mit unserer Mützen-Regel nicht einverstanden. Mir leuchtete das ein. Aber für einige Kolleginnen gehörte es zur Tischkultur, keine Mützen zu tragen. Der Kompromiss: Wir einigten uns auf einen Mützentisch, an dem Mützen getragen werden dürfen. An diesem Tisch saß auch ich dann, weil mich Mützen nicht störten. Ich fand es toll, dass wir das zusammen besprochen hatten und gemeinsam die Lösung fanden."

Beschwerden jeglicher Art begegnen einem Menschen, ob groß oder klein, im Alltag immer wieder. Meist rücken die Beschwerden in den Fokus der Aufmerksamkeit, die am lautesten verbalisiert werden. So ist es auch in der Kita. Ein Schreien, ein Weinen, der Blick eines anderen Kindes – jegliche Beschwerde-Formen müssen von den Fachkräften wahrgenommen werden.

Definiert wird eine Beschwerde meist als Äußerung von Unzufriedenheit mit einer Person oder einer Situation. Verschiedenste Ursachen können zu einer Beschwerde führen, denn die Erwartungen und Bedürfnisse eines jeden Menschen sind individuell und können von den Vorstellungen abweichen, die das jeweilige Gegenüber hat.

Beschwerden können grob in zwei Arten unterteilt werden. Es gibt Verhinderungsbeschwerden: Ein Kind möchte eine bestimmte Handlung der Fachkraft vermeiden. Und es gibt Ermöglichungsbeschwerden: Ein Kind möchte etwas Bestimmtes erreichen, beispielsweise eine Veränderung, um eine neue Situation herbeizuführen.[20]

In dem obigen Praxisbeispiel ist klar zu erkennen, dass die Beschwerde des Jungen, der seine Mütze nicht abnehmen will, einen tiefer liegenden Hintergrund hat, also nicht mit dem Einhalten einer Regel zusammenhängt. Daher ist es umso wichtiger, dass Fachkräfte einen Raum schaffen, in dem Kinder die Möglichkeit haben, ihr Recht in Anspruch zu nehmen und sich zu äußern. Dies wird im Praxisbeispiel zu **Dialog** und **Haltung** ebenfalls deutlich.

---

20 Backhaus/Wolter, 2019

Fachkräfte müssen ihre eigene Haltung und das daraus resultierende Verhalten selbst und im Team reflektieren. Oft ist nicht klar ersichtlich, dass eine Handlung oder eine Interaktion mit einem Kind bereits Grenzen verletzt oder übergriffig wirkt. Im Kapitel **Grenzverletzungen von Erwachsenen** regen Praxisbeispiele dazu an, sich dem Thema im Team zu widmen. Darüber hinaus kann es sinnvoll sein, es in Elterngesprächen aufzugreifen oder einen Themenelternabend dazu zu veranstalten. Auch Eltern profitieren davon, sich damit auseinanderzusetzen.

Im Jahr 2012 trat das Bundeskinderschutzgesetz in Kraft. Darin wurden geeignete Beteiligungs- und Beschwerdeverfahren für Kinder gesetzlich verankert. Das unterstreicht den Auftrag der Pädagog:innen, Kinder dabei zu unterstützen, ihre Rechte zu erkennen, wahrzunehmen und angstfrei mit anderen Menschen zu kommunizieren, so dass sie in der Lage sind, sich selbst zu schützen. Denn zunehmend lernen sie, ihre Gefühle wahrzunehmen, zu verbalisieren und sich in andere Personen hineinzuversetzen.

Eine Beschwerde wird oft als unangenehm empfunden. Doch ein Perspektivwechsel ermöglicht zu erkennen, dass eine Beschwerde auch die Chance für Veränderung enthält. In den Bereichen **Beschwerdekultur und Entscheidungen vorbereiten und treffen** finden sich Praxisbeispiele, die zeigen, wie ein Beschwerdeverfahren durchgeführt werden kann.

In einer Beschwerde steckt immer ein Entwicklungspotenzial für die Fachkräfte, die Einrichtung und die beteiligten Kinder. Dies gilt es zu erkennen, sich von festen Strukturen freizumachen und sich auf das Miteinander zu konzentrieren, insbesondere in der Kommunikation. Dabei ist eine feinfühlige, achtsame Art der Fachkraft gefragt, denn Kinder äußern ihre Beschwerden nicht nur verbal, sondern auch nonverbal.[21] Die Praxisideen im Kapitel **Nonverbale Prozesse** geben erste Anregungen dazu.

Beschwert ein Kind sich, muss die Fachkraft das zeitnah aufgreifen, dem Kind einfühlsam und wertschätzend Verständnis zeigen und nachfragen: Worum geht es dir? Was ist dir wichtig? Nimmt sie eine fragende Haltung ein, ermöglicht sie dem Kind, seine Gedanken und Gefühle in eigene Worte zu fassen. So erlebt das Kind, dass es gehört und gesehen wird, dass seine Ideen und Vorstellungen berücksichtigt werden.

Kommen Fachkraft und Kind in einen Austausch über die Beschwerde und entwickeln eine Lösung, muss diese Lösung im Kitaalltag verbindlich umgesetzt werden. Nur so entsteht für das Kind Verlässlichkeit. Der Prozess der Problemlösung sollte für das Kind so transparent wie möglich gestaltet werden. Ist es über alle Einzelheiten des Prozesses informiert, bleibt der Prozess transparent, und das sorgt für eine Vertrauensbasis.[22]

Quellen

Backhaus, A., Wolter, B. (2019): Wenn Diskriminierung nicht in den Kummerkasten passt. Eine Arbeitshilfe zur Einführung von diskriminierungssensiblen Beschwerdeverfahren in der Kita. Verfügbar unter: https://kids.kinderwelten.net/de/50%20Publikationen/kids_arbeitshilfe.pdf?download

Gesetz zur frühen Bildung und Förderung von Kindern (Kinderbildungsgesetz – KiBiz). Viertes Gesetz zur Ausführung des Kinder- und Jugendhilfegesetzes – SGB VIII – in der ab 1. 8. 2015 geltenden Fassung. Paragraf 13, Abschnitt 6

Schubert-Suffrian, F., Regner, M. (2014): Beschwerdeverfahren für Kinder. kindergarten heute praxis kompakt. Herder, Freiburg

21 Schubert-Suffrian, 2014

22 Schubert-Suffrian, 2014

IDEEN UND IMPULSE AUS DER PRAXIS

Dialog

„Ich finde es wichtig, wirklich in den **Dialog** zu gehen, und zwar auf Augenhöhe. Also dem Kind tatsächlich zuzuhören, Raum zum Erzählen zu geben, eine fragende Haltung einzunehmen und nicht vorschnell zu urteilen oder Lösungen anzubieten. Es gibt einen Grund für die Beschwerde, und es ist wichtig, gemeinsam auszuhandeln, wie man das Problem lösen will."

„Manchmal ist es sinnvoll, die Kinder gezielter in die **Ideenfindung** einzubeziehen. Wenn es ein Problem in der Gruppe gibt, dann fragen wir, wer Lust hat, nach Lösungen zu suchen. Erst letztens stritten sich die Kinder um die Dreiräder, weil wir nur ein paar haben, aber alle fahren wollten. Wir bildeten eine kleine Gruppe, die Lösungsideen suchte und allen Kindern vorstellte."

„Bei uns gibt es in jeder Gruppe eine **Kinderkonferenz**. Hier können die Kinder ihre Probleme benennen, darüber diskutieren, und wir versuchen, gemeinsam Lösungen zu finden. Ein Kind ist für das Protokoll zuständig und malt alles auf. Dann werden zwei Kinder für das Kinderparlament gewählt, in dem alle Vertreter mit einem Erzieher und der Leitung zusammenkommen."

Nonverbale Prozesse

„Wir nutzen ein **Handsignal als Stopp**. Wenn Kinder etwas nicht möchten, können sie das auch non-verbal mit der Hand anzeigen. Das haben wir in der Kinderkonferenz für alle Gruppen so entschieden und es in den Gruppen besprochen. Es gilt für die Kinder und auch für die Erwachsenen."

„Manchmal ist es so, dass wir **Kinder bei ihren Beschwerden begleiten**. Im Sommer beschwerte ein Kind sich bei mir, dass es nur im Winter Tee gibt. Es wollte auch mal Tee trinken, wenn es draußen warm ist. Die anderen Kinder stimmten zu. Ich sagte, dass ich das nicht allein entscheide und wir mit der Kita-Leitung sprechen müssen. Ein Kind malte die Beschwerde auf, und ein anderes Kind erklärte sich bereit, mit der Leiterin zu sprechen. Ich begleitete diesen Prozess und schlug vor, wie die Kinder das machen könnten."

Foto: pencake / Photocase

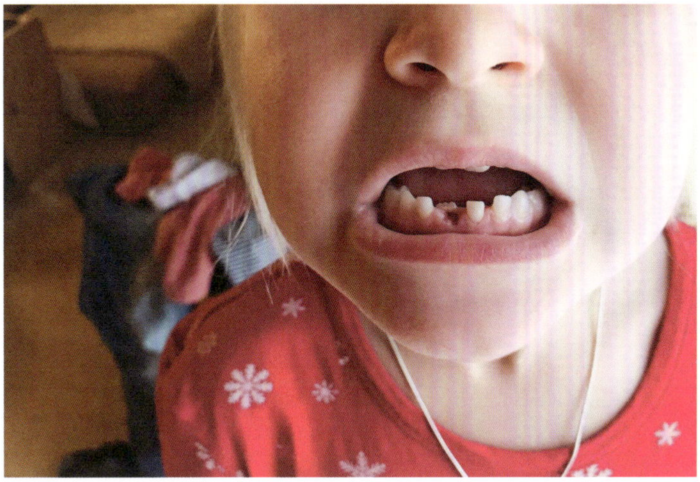

Grenzverletzungen durch Erwachsene

„Am letzten Teamtag sprachen wir über **Grenzverletzungen und Übergriffe von Erzieher:innen**. Das ist ein super Thema zum Reflektieren, denn oft ist es einem gar nicht richtig bewusst, dass man das macht. Sprachlich beginnt das schon mit ‚Immer machst du…' oder ‚Nie kannst du…'. Übergeht man das Nein eines Kindes einfach, dann ist das schon Zwang. Seit ich darüber nachdenke, merke ich das immer mehr."

„Wir haben ein **Codewort** im Team vereinbart. Spricht jemand von uns grenzverletzend, dann kann jemand anderes das Codewort nutzen. Das ist oft leichter, als die Sache nochmal ausführlich anzusprechen. Dadurch haben wir im Team mehr Bewusstsein geschaffen und achten alle besser darauf."

„Im Team haben wir eine **Selbstverpflichtung** verfasst und unterschrieben. Darin steht, dass Kinder ermutigt werden, sich bei Grenzverletzungen zu beschweren, dass wir die Beschwerden aufnehmen, bei der gemeinsamen Suche nach Lösungen helfen und später alles reflektieren. Ich finde, so etwas schriftlich festzuhalten, das macht es irgendwie offizieller und verpflichtender."

Beschwerdekultur

„Bei uns gibt es eine **Motzmauer**. Aus Papier haben wir eine Art Mauer gebaut, auf deren Steine wir Beschwerden malen und schreiben können. So werden die Beschwerden für alle sichtbar und ernst genommen. Nach und nach besprechen wir gemeinsam, was auf den Steinen steht, um die Probleme abzubauen. Man kann das auch als Beschwerdewand gestalten und die Ideen oder Lösungen später für alle transparent darstellen."

„Ich finde es wichtig, dass man Beschwerden der Kinder wirklich ernst nimmt. Für mich bedeutet das, **Beschwerden weiter zu kommunizieren**, wenn die Kinder es möchten. Wir haben unsere Beschwerdeverfahren transparent gemacht, die Eltern darüber informiert und mit ihnen besprochen, warum das so wichtig ist. Denn die Kinder tragen das ja mit nach Hause, und ihr Stopp soll auch dort gehört werden."

„Ich finde, **Fehlerfreundlichkeit** ist auch ein Thema, das dazugehört. Wir sind ja Vorbilder, und die Kinder lernen viel an unserem Verhalten und daran, wie wir mit den Dingen umgehen. Ich versuche deshalb immer, transparent zu sein und mitzuteilen, dass ich auch mal Fehler mache. Damit die Kinder lernen: Es ist ok, Fehler zu machen. Genauso wichtig finde ich, dass wir Kolleginnen miteinander über Fehler sprechen. Natürlich wertschätzend. Denn so eine Kultur der Fehlerfreundlichkeit und des Sich-einmischen-Dürfens macht es möglich, Probleme anzugehen und sie gemeinsam zu lösen."

ANSTATT SO...	LIEBER SO...
Erwachsene ignorieren die Beschwerden der Kinder, zum Beispiel wenn sie darauf bestehen, dass Kinder die von ihnen festgelegten Regeln ohne Ausnahme einhalten.	**Kinder lernen, ihre Gefühle zu äußern und mit allen Beteiligten in einen Aushandlungsprozess zu gehen.** Kinder werden begleitet, wenn sie wütend oder traurig sind. Ihre Sorgen werden ernst genommen. Mit der Fachkraft und anderen Kindern handeln sie Lösungen aus.
Erwachsene zeigen, dass sie die Beschwerden der Kinder als Angriff oder nerviges Verhalten sehen, zum Beispiel wenn sie äußern, dass die Kinder aufhören sollen, zu weinen oder herumzuschreien.	**Kinder beschweren sich verbal und nonverbal so, wie es für sie richtig ist. Erwachsene begleiten sie dabei.** Kinder beschweren sich, indem sie weinen, schreien oder aufbegehren. Erwachsene fragen, ob sie Hilfe brauchen, und respektieren die Gefühle der Kinder. Sie gehen gemeinsam mit ihnen in einen Aushandlungsprozess, wenn das nötig ist.
Fachkräfte ignorieren die Beschwerden der Eltern, zum Beispiel wenn sie sich die Beschwerden zwar anhören, aber sie nicht ernst nehmen und mit den Eltern nicht in einen Aushandlungsprozess gehen.	**Eltern sind Teil der Erziehungspartnerschaft und eingeladen, ihre Beschwerden in der Kita mitzuteilen.** Eltern äußern ihre Sorgen, die Fachkräfte nehmen sie ernst, gehen darauf ein und suchen mit den Eltern nach Lösungen.
Erwachsene nehmen die Beschwerden der Kinder nicht ernst, zum Beispiel wenn sie Beschwerden abtun oder adultistische Sprache verwenden: „Dafür bist du zu klein."	**Kinder wissen, dass sie ihre Beschwerden jederzeit äußern können und damit Gehör finden.** Erwachsene hören den Kindern zu, nehmen sie ernst, suchen gemeinsam nach Lösungen und handeln sie mit ihnen aus.

REFLEXIONSFRAGEN ?

Was tun Sie, wenn Kinder sich beschweren oder Widerstand zeigen?

Was finden Sie besonders herausfordernd, wenn Kinder sich beschweren?

Wie ist das für die Kinder, wenn sie sich beschweren? Wie sieht der Aushandlungsprozess aus?

Welche Stärken haben Sie bei sich entdeckt, wenn es darum geht, die Beschwerden der Kinder im Alltag aufzunehmen?

Gibt es Prozesse oder Verfahren, die Sie nutzen, um mit den Kindern Lösungen für Probleme auszuhandeln? Wie sehen sie aus? Welche Verfahren würden Sie gerne einführen?

Wie gelingt die Zusammenarbeit mit den Eltern – bezogen auf Beschwerden von Kindern?

Wie gehen Sie auf Beschwerden von Eltern ein?

DIALOGISCHE BUCHBETRACHTUNG

„In der Praxis kann es laut und chaotisch werden, wenn man Bücher vorliest. Denn die Kinder haben viele Fragen, wollen gerne mitmachen und sich bewegen. Manchmal nutzen wir die Kamishibai-Methode[23], um mehrere Kinder gleichzeitig zu animieren und ihnen Platz für kreatives Entfalten zu bieten. Sie sind eingeladen, die Bilder zu beschreiben und darüber direkt in die Geschichte einzusteigen. Meistens nutzen wir diese Methode in der Kita für ältere Kinder. Doch letztens hatte ich in einer Krippengruppe damit gearbeitet. Wir schauten uns gemeinsam das Buch ‚Mama Muh' an. Danach fingen die Kinder spontan an, selbst Bilder zum Geschehen im Buch zu malen. Anschließend taten sie die Bilder begeistert ins Kamishibai und spielten die Geschichte nach. Ich merkte, dass ihre Fantasie angeregt worden war, und sah, wie sie die Geschichte lebten und weiterlebten. Ich war begeistert, Teil dieses Prozesses sein und sie dabei begleiten zu dürfen."

23 Kamishibai ist ein Bühnenmodell aus Holz für das angeleitete gesellige Erzählen, in dem eine kindorientierte Geschichte in szenischer Abfolge von Bildern präsentiert wird.

Kinderbücher können genutzt werden, um über Vielfalt ins Gespräch zu kommen, um körperliche Merkmale zu erkennen, zu verbalisieren und um unterschiedliche Familienformen sichtbar zu machen. Die gemeinsame Buchbetrachtung kann die Sprachentwicklung der Kinder fördern. Sie erweitern ihren Wortschatz, lernen Gesprächsregeln kennen und erfahren, wie sie angewendet werden. Außerdem werden das Interesse und die Freude an Büchern und am Geschichtenerzählen geweckt. Darüber hinaus erwerben die Kinder Wissen zu diversen Themen und lernen mit Hilfe der Pädagog:innen, es zu vertiefen.

Als Fachkraft fördern Sie mit der dialogischen Buchbetrachtung die Aufmerksamkeit und Konzentration der Kinder. Sie helfen ihnen, komplexe Bilder zu erfassen.[24] Wie vielfältig, spannend und fantasieanregend Sie eine Buchbetrachtung für ältere und jüngere Kinder gestalten können, zeigt das obige Beispiel.

Bei der Buchbetrachtung sollten Gespräche auf Augenhöhe stattfinden, weil das partizipative Handeln der Kinder dadurch gefördert wird. Wenn Kinder die Chance bekommen, ihre Vorlieben und Interessen gleichberechtigt in den Prozess einzubringen und wenn ihre Äußerungen im Gespräch aufgegriffen werden, profitieren sie davon sprachlich und kognitiv. Der Dialog, angeregt durch eine Geschichte, hilft ihnen, die Sprache einzusetzen, zu beherrschen und auszuschöpfen. Fachkräfte können diesen Dialog mit

24 Schlinkert, 2015

unterschiedlichen Impulsen ergänzen, ohne ihn zu unterbrechen.[25]

Die dialogische Bilderbuchbetrachtung regt Kinder zum Sprechen und Erzählen an.[26] Erleben sie verschiedene Ausdrucksweisen, lernen die Kinder, auf vielfältige Art und Weise zu kommunizieren und ihre Meinungen oder Gefühle expliziter zu äußern. Sie entwickeln Interesse an Büchern und Schrift und ergänzen ihr Wissen über die Welt. Zur **Kommunikation mit Kindern** bei der Buchbetrachtung finden Sie unter den folgenden Praxisideen weitere Anregungen.

Eine gelungene Buchbetrachtung erfordert gute Vorbereitung und einen passenden Abschluss. Dabei sollte die Fachkraft die Raumgestaltung genauso beachten wie die unterschiedlichen Rahmenbedingungen, die die Kinder zum Mitdenken anregen können. Auch wenn es Texte im Buch gibt, sollte die gemeinsame Betrachtung der Bilder im Vordergrund stehen. Schauen Sie mit den Kindern jede Seite des Buches an, denn das regt den Dialog an. Im Kapitel **Präsentation der Bücher** und unter den **Strukturierungsideen in der Kita** finden Sie Beispiele aus der Praxis, wie eine solche Situation partizipativ gestaltet oder umstrukturiert werden kann, zum Beispiel in einer eigenen Kita-Bibliothek oder in Form eines Bücherbaums.

Vor allem ist die dialogische Buchbetrachtung aber eine Schlüsselsituation für die Interaktion auf Augenhöhe. Wenn Sie diese Situation offen und anregend gestalten und auf die Fragen oder Kommentare der Kinder individuell eingehen, entsteht gemeinsames Nachdenken, angeregt durch das Buch und seine Geschichte. Mit den Kindern sind Sie Teil dieses Prozesses und teilen ihre Ideen und ihr Wissen.

Quellen

Albers, T. (2015): Das Bilderbuch-Buch – Sprache, Kreativität und Emotionen in der Kita fördern. Weinheim, Beltz

Zumwald, B., Itel, N., Vogt, F. (2017): Zusammenarbeit mit Eltern in der Sprachförderung. Ein Praxisheft für Spielgruppen und Kitas.Verfügbar unter: https://www.phsg.ch/sites/default/files/cms/Forschung/Institute/Institut-Lehr-Lernforschung/PHSG_Praxisheft%20Sprachf%C3%B6rderung_2017_web.pdf. Zugriff: 29. 11. 2021

Schlinkert, H. (2015): Zur Methodik der Bilderbuchbetrachtung. https://www.kindergartenpaedagogik.de/fachartikel/bildungsbereiche-erziehungsfelder/medienerziehung-informationstechnische-bildung/513 Zugriff 29.11.2021

25 Albers, 2015
26 Zumwald et al., 2017

IDEEN UND IMPULSE AUS DER PRAXIS

Präsentation der Bücher

„Um die Mitbestimmung der Kinder zusätzlich zu fördern, kann eine **Bücherliste** angelegt werden, in der die Kinder vorab ihre Lieblingslektüren eintragen und mitbestimmen, was gelesen werden soll."

„Die **Präsentation der Bücher** spielt auch eine große Rolle. Wir haben einen Bücherbaum aus Regalen so gebaut, dass alle Bücher sichtbar sind. Außerdem gibt es Bücherkörbe, deren Inhalt wir immer mal austauschen und die wir manchmal mit nach draußen nehmen. Man denkt ja oft, Lesen kann man nur drinnen. Aber es ist so gemütlich, auf einer Decke in der Sonne Bücher anzuschauen."

„Um schüchterne und sprachlich aktive Kinder gleichermaßen fördern zu können, empfiehlt sich das Tischtheater **Kamishibai**. Es ermöglicht den Kindern, über die Geschichte und die Bilder in den Prozess einzusteigen und die Bilder zu beschreiben. Damit können wir mehrere Kinder gleichzeitig animieren und ihnen Platz für Kreativität einräumen. Die Kinder werden danach zum Geschichten-Erzählen oder Malen eingeladen."

„Bei der **Auswahl der Bücher** achten wir darauf, was gerade Thema ist. Es kann beispielsweise sein, dass die Kinder gerade viel von ‚Paw Patrol' erzählen. Was steckt dahinter? Freundschaft, Abenteuer, jemandem gemeinsam helfen oder ein Ziel erreichen? Dann suchen wir eine Geschichte, die dazu passt."

„Mit den Kindern haben wir uns überlegt, einen **Bücherdienst** einzuführen. Jedes Kind bekommt einen Tag, an dem es ein Buch oder eine CD in die Kita mitbringen kann. Die Kinder wissen, dass wir uns dann im orangenen Sessel zusammenkuscheln und gemeinsam lesen."

„Die Kinder haben uns oft gebeten, Bücher am Wochenende mitnehmen zu dürfen. Deshalb haben wir **Wochenendbeutel** eingeführt. Jedes Kind hat einen eigenen Beutel gestaltet. Am Freitag wird der Beutel gepackt. Er enthält auch einen Reflexionsbogen, den die Eltern mit den Kindern nutzen konnten. Die Kinder hatten viel Spaß damit, und das gemeinsame Lesen zu Hause wurde gefördert."

„Bei uns werden Geschichten zum Leben erweckt. Wir haben verschiedene **Bücherkörbchen** mit Materialien, Bildern und Verkleidungssachen vorbereitet. So können die Kinder die Geschichte beim Vorlesen oder danach noch mal haptisch erfassen, und Rotkäppchen wird Teil ihres Spiels."

Foto: David W / Photocase

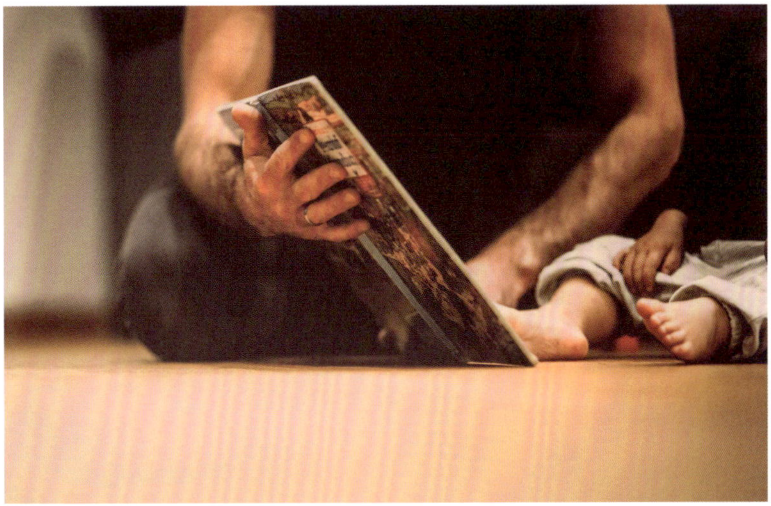

”

Kommunikation mit Kindern

„Die **Sprache** ist beim Vorlesen sehr wichtig. Das ist ein Prozess und bedarf der Übung. Aber es lohnt sich. **Offene Fragen** regen das Nachdenken an, **W-Fragen** und weitere Fragen helfen, ins Gespräch zu kommen. Manchmal sprechen wir auch über bestimmte Text-Stellen oder über die Bilder. Wenn möglich, versuche ich, lautmalerisch vorzulesen und meine Stimme zu verstellen. Das macht mir Spaß. Die Kinder merken das und freuen sich mit mir. Manchmal fühlt es sich so an, als ob wir gemeinsam in die Geschichte eintauchen.“

„Wir haben einige Kinder, die **mehrsprachig** aufwachsen. Das ist eine ganz tolle Möglichkeit für sie, diese zweite Sprache in die Kita mitzubringen, und für uns alle, Geschichten in anderen Sprachen und aus anderen Kulturen kennenzulernen. Wir laden auch die Eltern ein, in die Kita zu kommen und Bücher in ihren Muttersprachen vorzulesen. Die Kinder verstehen vieles über die Bilder, fragen viel, und wir besprechen die Geschichte gemeinsam.“

„Im Team hatten wir letztens eine interessante Diskussion darüber, wie wichtig **Mimik und Gestik** beim Vorlesen sind. Nicht nur die Sprache ist ausschlaggebend, auch das **Sprachtempo** macht eine Geschichte so richtig lebendig. Das führt manchmal dazu, dass wir **Szenen nachspielen**. Dabei merkt man, dass eine Geschichte viel mehr ist als ein Buch, das man schnell vorliest.”

„Zum gemeinsamen Lesen gehört auch die **soziale Erfahrung rund um das Buch**. Zum Beispiel das Zeigen und Umblättern der Seiten, das Kinder dann nachmachen. Wir lassen sie auch mal in die Rolle des Vorlesers schlüpfen. Dann halten sie das Buch hoch, gehen herum und zeigen allen die Bilder. Vorlesen ist ein aktiver Prozess, an dem alle beteiligt sind.“

„Wir haben eine **Bibliothekarin** in die Gruppe eingeladen. Es war für alle toll, noch mehr Vielfalt und Auswahl zu bekommen. Und für die Kinder war es eine ganz neue Vorlesestimme.“

Raumgestaltung

„Wir haben bei uns in der Kita eine **kleine Bibliothek** eingerichtet. Dafür sind immer Kinder zuständig und helfen den anderen beim Ausleihen. Sie übernehmen die Verantwortung für die Bücher. Ich hätte nie gedacht, dass das so gut klappt.“

„Die **Raumgestaltung** kann für eine gemütliche und einladende Atmosphäre sorgen: passende Lichtverhältnisse durch geeignete Lampen oder Spots, Decken, Kissen und ausreichend Sitzgelegenheiten.“

ANSTATT SO...	LIEBER SO...
Erwachsene zwingen Kinder, an einer Buchbetrachtung teilzunehmen, zum Beispiel wenn sie darauf bestehen, dass Kinder sich sofort hinsetzen, um das Buch mit den anderen Kindern anzuschauen.	**Die Kinder entscheiden selbst über ihre Teilnahme an der dialogischen Buchbetrachtung.** Sie können sich aus einer Buchanschau-situation zurückziehen oder gänzlich fernbleiben. Erwachsenen lassen dies zu.
Erwachsene geben vor, wo und wann die Buchbetrachtung stattfinden soll, zum Beispiel wenn sie anordnen, dass sofort ein Buch angeschaut wird, während die Kinder noch spielen.	**Die Kinder bestimmen über das Setting bei der dialogischen Buchbetrachtung.** Sie besprechen das mit dem oder der Erwachsenen und handeln aus, wo und wann das Buch gelesen und betrachtet werden soll.
Erwachsene bewerten die Sprechhandlungen der Kinder negativ, zum Beispiel wenn sie den Erzählfluss eines Kindes durch ständige Korrekturen stören, dazwischenfragen, kommentieren oder sich durch andere Menschen ablenken lassen.	**Die Kinder nehmen das Buchanschauen als einen geschützten Bereich des Spracherwerbs wahr und nutzen diese Situation gern.** Sie schauen Bücher mit einer Fachkraft an, die die sprachlichen Ausdrücke der Kinder durch gezielte Impulse ergänzt, ohne den Erzählfluss zu stören.
Erwachsene bestimmen das Thema des Buches, das betrachtet wird, zum Beispiel wenn sie das Buch ohne Absprache mit den Kindern oder Orientierung an ihren aktuellen Themen auswählen.	**Die Kinder gestalten den Ablauf und die Themensetzung bei der dialogischen Buchbetrachtung.** Sie erhalten die Möglichkeit, mit der Fachkraft über ihre Interessen zu sprechen, und bestimmen, welches Buch sie zusammen anschauen möchten.

REFLEXIONSFRAGEN ?

Wie sieht eine typische Buchbetrachtung in Ihrem Kitaalltag aus?

Wie empfinden die Kinder die Buchbetrachtung?
Was würden sie ändern?

Unter welchen Umständen gelingt Ihnen eine Buchbetrachtung gut?

Wann und warum gelingt die Betrachtung manchmal nicht so gut?

Was stört Sie an der Buchbetrachtung mit Kindern?
Warum stört es Sie?

In welchem Setting macht Ihnen die Buchbetrachtung mit Kindern besonders viel Spaß?

Wie sieht Ihre Buchauswahl aus? Fühlen sich alle Kinder in den Büchern repräsentiert?

Was könnten Sie in Ihrer Rolle bei der Buchbetrachtung ändern?

Wie gelingt die Kommunikation mit den Eltern über Bücher und die Buchbetrachtung mit den Kindern zu Hause?

Wie werden Eltern an der Auswahl der Bücher beteiligt?
Lesen Eltern manchmal bei Ihnen vor?

DANKSAGUNG

Besonderer Dank für die Praxisinhalte
und -anregungen geht an:

Essen und Mahlzeiten

Julia Huwer, Alice Hildebrandt, Tina Gesche, Kerstin Neimann, Diana Dombek, Daniela Hütten, Angela Lebe, Lina Käuter, Tobias Frenk, Mandy Gallitschke, Bettina Schönefeld, Anne Hauser, Anna-Katharina Ohm, Nicole Thießen

Schlafen und Ruhen

Katrin Macha, Annika Packmor, Anne Zick, Kirstin Wittke, Birgit Fäth, Ute Jeschke, Dajana Hennig, Ria Segeth, Sandra Kerstan, Joachim Damus, Simone Klawonn, Beate Bierschenk, Elisa Wasielewski, Cornelia Eitner, Maike Kolle, Nicole Keller, Katrin Christen, Alexander Werner, Anja Wunsch, Malak Munawar, Kristina Jenn, Gürkan Ümit Buyurucu, Angela Erxleben, Kathrin Obitz, Daniela Rutsch, Dörthe Schmidt, Anne Kleeberg, Tina von Seggern, Detlef Diskowski

Waschraum und Toilette

Sarah Schilling, Melanie Wiemann, Sabine Sölbeck, Anika Herrmann, Irina Toleikis, Steffi Günther, Aniko Peyerl-Fekete, Susann Paerschke, Anne Schock, Michaela Haake, Maren Kunde, Lisa Gutschke

Beschwerden und Widerstand

Bianka Pergande, Senta Günther, Oliver Zierdt, Simone Dekarz, Regina Grafe, Heike Wiesinger, Anja W., Ines Neuberger, Jana Liebermann

Dialogische Buchbetrachtung

Anna Range, Nadica Vesova, Lisa-Marie Spremberg, Jenny Döhrer, Astrid Körber, Manuela Tuping, Jeanet Lippert, Adrienne Dietrich, Anette Jahnke, Lisa Kadow, Jeannine Scholtysek, Annika Doreen Nippe-Güschow, Elke Fiedler, Susanne Rechenbach

ALLTAGSABLÄUFE IN DER KITA GEMEINSAM VERÄNDERN –

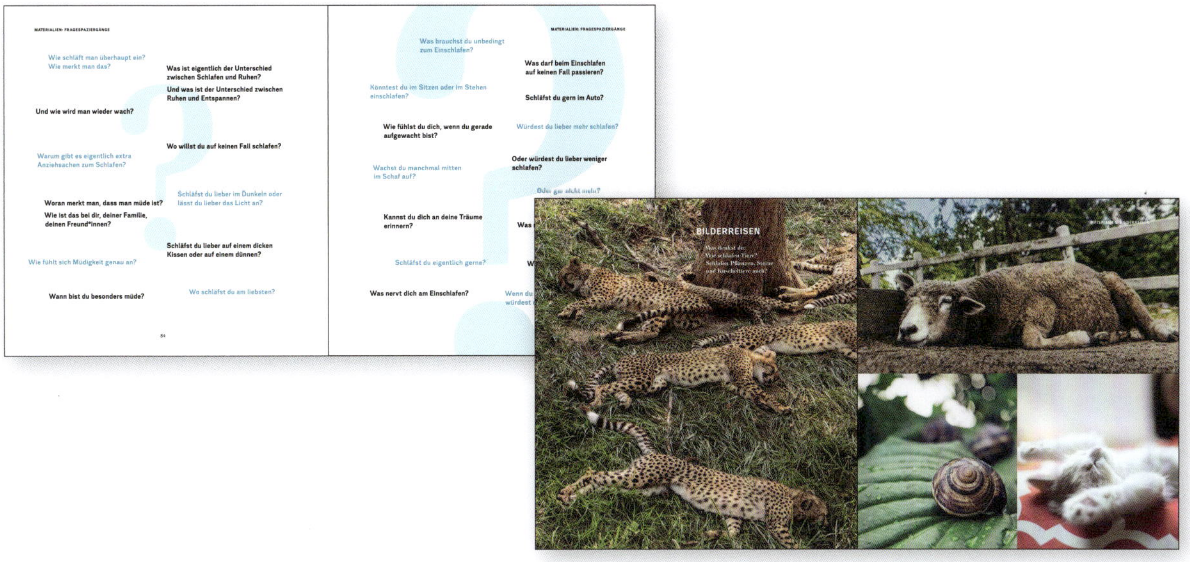

ABER WIE?

Wer in der Kita arbeitet, weiß: Manche Kinder wollen nicht mehr schlafen, andere schon. Manche Eltern wollen nicht, dass ihre Kinder schlafen, andere schon. Manche Pädagog:innen sind sicher, dass Kinder schlafen müssen, andere nicht.

Das Buch wendet sich an alle Pädagog:innen, die mit der Schlafsituation in ihren Kitas unzufrieden sind und etwas verändern wollen, weil sie erkannt haben, dass die Schlafbedürfnisse von Kindern unterschiedlich sind, und wissen, wie viel Stress es verursacht, alle Kinder über einen Kamm zu scheren. Zuallererst für die Kinder, aber auch für die Erwachsenen.

Auch beim Thema „Schlafen, Ruhen und Entspannen" geht es darum, den kindlichen Bedürfnissen und der Entscheidungskraft der Kinder mehr Raum zu geben. Wie ist das möglich? Wie kann ein Team sich einen Überblick über die unterschiedlichen Schlaf- und Ruhebedürfnisse der Kinder verschaffen? Und was sagen die Eltern dazu? Welchen Zielen dient der Veränderungsprozess in der Kita, an dem alle – Kinder, Eltern und das Team – beteiligt sind?

UND WAS HEISST DAS GANZ PRAKTISCH?

Das Buch vermittelt Anregungen und Methoden, wie ein Team dafür sorgen kann, dass Kinder frei entscheiden, ob, wie und wann sie schlafen, ruhen oder entspannen wollen.

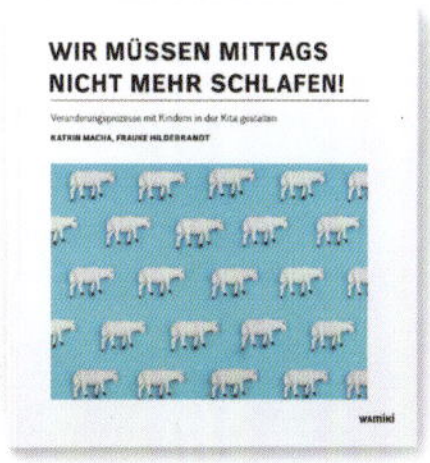

Katrin Macha und Frauke Hildebrandt
Wir müssen mittags nicht mehr schlafen!
Veränderungsprozesse mit Kindern in der Kita gestalten
118 Seiten, vierfarbig, broschiert, mit vielen Bildern
ISBN 978-3-945810-98-9 | 19,90 Euro

Bezug: www.wamiki.de/shop